AF467939

XIIIe CONGRÈS INTERNATIONAL DE MÉDECINE

Tenu à Paris du 2 au 9 Août 1900

DU TRAITEMENT

DES

RÉTRODÉVIATIONS UTÉRINES

PAR

LE RACCOURCISSEMENT INTRAPÉRITONÉAL

DES LIGAMENTS RONDS

PAR

Le Docteur CZESLAW STANKÏEWICZ

DE LODZ (POLOGNE)

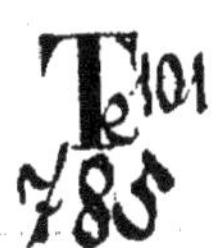

PARIS

IMPRIMERIE F. LEVÉ

17, RUE CASSETTE

1900

XIIIe CONGRÈS INTERNATIONAL DE MÉDECINE

Tenu à Paris du 2 au 9 Août 1900

DU TRAITEMENT

DES

RÉTRODÉVIATIONS UTÉRINES

PAR

LE RACCOURCISSEMENT INTRAPÉRITONÉAL

DES LIGAMENTS RONDS

PAR

Le Docteur CZESLAW STANKÏEWICZ

DE LODZ (POLOGNE)

PARIS

IMPRIMERIE F. LEVÉ

17, RUE CASSETTE

1900

MESSIEURS,

Dans un livre sur les rétrodéviations de l'utérus que je viens de publier en polonais il y a quelques semaines, j'ai exposé mes idées sur le traitement des rétroversions et rétroflexions de l'utérus.

Je considère comme règle que *toute rétroflexion et rétroversion* DANS LA PÉRIODE ACTIVE DE LA VIE SEXUELLE *doit être traitée*, qu'elle soit latente ou qu'elle se traduise par des signes propres, qu'elle soit ou non compliquée.

Les rétroflexions chez les vierges et chez les femmes âgées n'exigent un traitement que dans les cas où elles occasionnent une gêne pour les malades.

C'est cette règle qui m'a guidé dans le choix de cas propres à être traités.

Jusqu'ici le traitement orthopédique par le pessaire des rétroflexions mobiles de l'utérus occupait la première place non seulement dans les manuels, mais aussi dans la pratique courante des gynécologues.

Cependant l'action des pessaires au point de vue de la stabilité de la guérison est tout à fait problématique. Il n'y a que les cas récents et non compliqués qui puissent donner quelques résultats. Le plus souvent le traitement par les pessaires est une perte de temps complète pour le médecin et pour la cliente. Sur 109 cas traités par cette méthode, je n'ai eu que 4 résultats favorables, dont la durée n'a pas cependant dépassé quelques semaines, 7 mois et demi tout au plus. Dans tous les autres cas, l'utérus revenait à sa place quelques jours après la cessation du traitement. Je n'ai jamais observé de guérison stable, c'est-à-dire maintenue au moins un an, comme l'exige Halban (Vienne).

J'avoue cependant que mes données basées sur un petit nombre de cas ne m'autorisent pas à en tirer des conclusions formelles. Toutefois la question du traitement par les pessaires demande à être revue.

Je ne crois pas justifiable la conduite des gynécologues qui n'ont recours au traitement chirurgical que quand le traitement médical (par les pessaires, massage, etc.) a échoué. Cette conduite avait sa raison d'être il y a quelques années quand on n'avait pas encore eu le temps de s'assurer des résultats de nombreux procédés opératoires qui ont été préconisés. Mais aujourd'hui, quand nous avons à notre disposition des procédés certains, les autres étant tombés dans l'oubli mérité, il est temps de rompre avec la routine! Le conservatisme n'est utile que quand il n'entrave pas la marche du progrès.

Que devons-nous faire quand il s'agit de choisir entre un procédé chirurgical assurant une réussite et le traitement par les pessaires avec son résultat problématique? Est-ce que tous les cas où le pessaire n'est pas applicable, sans parler des cas de rétroflexions avec adhérences, ne rentrent pas d'emblée dans le domaine de la chirurgie gynécologique?

Le traitement chirurgical des rétroflexions utérines doit donc prendre la première place, tandis que les autres procédés moins certains, le plus souvent palliatifs, doivent passer au second rang.

Parmi les nombreux procédés opératoires préconisés, il y en a trois qui jouissent d'une grande vogue :

Ce sont l'hystéropexie abdominale, l'hystéropexie vaginale et le raccourcissement des ligaments ronds.

Messieurs, parmi les 40 opérations faites par moi, je n'ai pas rencontré d'indication pour l'hystéropexie abdominale. Les indications de ce procédé me paraissent très limitées, surtout à cause des complications graves au cours des grossesses et accouchements ultérieurs (statistique de Kleinwächter).

L'*hystéropexie vaginale* a donné, au point de vue obstétrical, des résultats tellement défavorables que son application chez les femmes en pleine période d'activité sexuelle n'est indiquée que dans les cas exceptionnels. Ce procédé est en revanche très recommandé à l'époque de ménopause, chez des femmes atteintes d'un prolapsus utéro-vaginal, cas où il doit être complété par la colporrhaphie.

Mes cas personnels (7), tous avec des résultats favorables, m'autorisent à croire que cette conduite mérite d'entrer en vogue.

Le point important du traitement opératoire des rétrodéviations utérines consiste dans *le raccourcissement des ligaments ronds*. Parmi les trois voies qui se présentent à l'opérateur : le canal inguinal, le vagin et la laparatomie, l'opération d'Alquié-Alexander trouve le minimum d'indications. Elle n'est applicable que dans les cas des rétroflexions mobiles et, quoiqu'elle ne menace pas les grossesses et les accouchements ultérieurs, elle présente des inconvénients nombreux et connus (la difficulté de trouver les ligaments, la rupture des ligaments incomplètement développés ou atteints de dégénérescence graisseuse, la suppuration de la plaie, l'élimination des sutures en soie et, dans des cas rares, un hématome sous-cutané; cicatrices douloureuses, hernies consécutives). Ma statistique porte sur 4 cas dont 2 récidives. Depuis plus de trois ans je n'ai pas eu d'indication formelle pour faire l'opération d'Alexander.

J'ose affirmer, Messieurs, que c'est le raccourcissement des ligaments ronds intrapéritonéal qui occupera, dans l'avenir, la première place dans la chirurgie de rétrodéviation. Parmi ces procédés, c'est à la voie *vaginale*, donc au *procédé Bode-Wertheim*, que nous donnons la préférence.

Ma technique diffère de celle de Bode et de Wertheim : c'est pourquoi je me permets de l'indiquer : incision longitudinale de la paroi antérieure du vagin, dégagement de la vessie, ouverture du péritoine. Rapprochement du corps de l'utérus de l'ouverture du cul-de-sac (à l'aide de pinces à griffes) sans luxation de l'utérus dans le vagin. Ligature de l'utérus à la soie (nº 4) au point d'insertion du ligament rond. Traction des segments des ligaments ronds à l'aide de clamps élastiques de Doyen (employés dans les opérations portant sur l'estomac et sur les intestins) tant qu'il en vient. Ligature à la soie du ligament rond sur le point le plus excentrique et sa réunion avec la ligature utérine. On peut ainsi raccourcir le ligament de 8, 10 et 12 centimètres de chaque côté. L'anse du ligament ainsi formée est suturée à la soie fine. Enfin suture du péritoine et du vagin (catgut).

La pose de la deuxième ligature (excentrique) est le temps le plus difficile de l'opération. Un clamp que j'ai fait faire pour cet usage présentant une rainure sur sa branche supérieure et un orifice pour le passage de l'aiguille facilite la tâche.

Les points importants de ma conduite sont les suivants :

1) La pose de la première ligature sur l'utérus même, ce qui paraît assurer une meilleure nutrition du ligament rond que le procédé de Bode;

2) Le raccourcissement des ligaments *in situ* sans luxation de l'utérus dans le vagin, ce qui préserve mieux le péritoine contre l'infection que le procédé de Wertheim;

3) Le raccourcissement des ligaments au maximum;

4) L'emploi des clamps.

Ma statistique porte sur 27 cas.

La période d'observation varie entre quinze jours et deux ans et demi. La guérison de la déviation a eu lieu 25 fois (92, 5 %). Il y avait une récidive après une fausse couche et l'accouchement. Une fois l'opération n'a pas réussi.

Sur mes 27 cas il y avait 11 cas de rétroflexions immobiles (toutes guéries, 16 mobiles (2 récidives).

Dans 8 cas, la période d'observation varie entre 13 mois et 2 ans et demi. Ces cas permettent d'apprécier la *stabilité* de la guérison.

Le grand nombre de cas réussis (87,5 %) parle en faveur de l'opération.

Six malades ont eu des grossesses, 4 sont accouchées normalement, une a fait une fausse couche de 3 mois. 3 accouchements ont été faciles, un laborieux (3 jours) probablement à cause de la trachélorrhaphie (suivant Emmet). L'opération a donc subi avec succès l'épreuve si difficile que crée l'accouchement n'ayant donné lieu à la récidive qu'une seule fois.

Les difficultés de l'opération se trouvent largement compensées par ses avantages. L'opération est applicable aux rétroflexions fixes aussi bien qu'aux rétroflexions mobiles. Elle permet d'explorer les annexes, de rompre les adhérences et de faire les procédés nécessaires (à travers le cul-de-sac antérieur ou postérieur). Sans changer la position de l'opérée, on peut faire les opérations indiquées dans le vagin et sur le périnée.

L'opération n'est pas dangereuse. Mes 27 malades ont guéri. Les suites opératoires ont été bonnes, quoique l'opération ait été plus d'une fois très compliquée. Sur certaines malades j'ai été obligé de faire en même temps : un curetage, la libération de l'utérus et de ses annexes des adhérences, la salpingostomie ou salpingectomie, la résection de l'ovaire ou l'ignipuncture, opération d'Emmet, colporraphie antérieure et colpopérinéorraphie. J'ai l'habitude de faire toutes mes opérations gynécologiques en un seul temps.

Je n'ai trouvé dans la littérature médicale qu'un seul cas de mort à la suite de l'opération de Bode survenue au dixième jour, de cause inconnue.

Le raccourcissement des ligaments ronds par le vagin présente sur le procédé d'Alquié-Alexander les avantages suivants :

1) Elle ne prédispose pas aux hernies ;

2) Permet le raccourcissement bilatéral par la même incision ;

3) Permet de trouver les ligaments dans tous les cas;

4) Est efficace dans les rétroflexions fixes;

5) Permet d'exécuter les interventions nécessaires sur les annexes et sur le vagin;

6) Les suites opératoires sont meilleures;

7) Ne laisse pas de cicatrice visible ni de douleurs consécutives.

Le raccourcissement des ligaments ronds par la voie vaginale peut remplacer dans nombre de cas l'hystéropexie abdominale; dans d'autres cas, on lui préfère le raccourcissement des ligaments ronds par la LAPAROTOMIE OU OPÉRATION DE WYLIE. Mon manuel opératoire est très simple. Une ligature est placée sur l'extrémité utérine du ligament rond; l'autre, à une distance de 8, 10 ou 12 centimètres de la première comprenant la moitié ou les 3/4 d'épaisseur du ligament rond; réunion de deux ligatures; suture de l'anse formée à la soie (surjets).

Deux observations personnelles sont à la faveur de l'opération de Wylie. Malgré ses grands avantages constatés par Frank, Mann, Goffe, Doléris, ce procédé reste encore méconnu. D'une exécution facile, donnant des résultats certains, il devrait être plus en vogue.

Messieurs, j'ai pris la parole pour exprimer ma conviction que le raccourcissement des ligaments ronds, soit par voie vaginale, soit par voie abdominale aujourd'hui peu répandue, est destiné à jouer un rôle important dans le traitement chirurgical des rétroflexions utérines.

Paris. — Imprimerie F. Levé, rue Cassette, 17.

113

PARIS. — IMPRIMERIE F. LEVÉ, RUE CASSETTE, 17

www.ingramcontent.com/pod-product-compliance
Ingram Content Group UK Ltd.
Pitfield, Milton Keynes, MK11 3LW, UK
UKHW020552230726
13925UKWH00006B/2549